DE L'EMPLOI

DES

EAUX MINÉRALES

SPÉCIALEMENT DE CELLES DE VICHY

DANS LE TRAITEMENT

DE LA GOUTTE

PAR LE DOCTEUR

CONSTANTIN JAMES

Auteur du *Guide aux eaux minérales et aux Bains de mer*,
Ancien collaborateur de M. Magendie,
Chevalier de la Légion d'honneur.

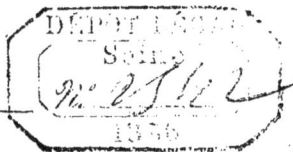

PARIS

LIBRAIRIE DE VICTOR MASSON

PLACE DE L'ÉCOLE DE MÉDECINE

1856

DE L'EMPLOI

DES

EAUX MINÉRALES

SPÉCIALEMENT DE CELLES DE VICHY

DANS LE TRAITEMENT

DE LA GOUTTE

Té 163 1919

Paris. — Imprimerie de L. MARTINET, rue Mignon, 2.

DE L'EMPLOI

DES

EAUX MINÉRALES

SPÉCIALEMENT DE CELLES DE VICHY

DANS LE TRAITEMENT

DE LA GOUTTE

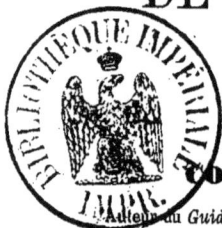

PAR LE DOCTEUR

CONSTANTIN JAMES

Auteur du Guide aux eaux minérales et aux Bains de mer,
Ancien collaborateur de M. Magendie,
Chevalier de la Légion d'honneur.

———✦———

PARIS

LIBRAIRIE DE VICTOR MASSON

PLACE DE L'ÉCOLE-DE-MÉDECINE

1856

DE L'EMPLOI

DES

EAUX MINÉRALES

SPÉCIALEMENT DE CELLES DE VICHY

DANS LE TRAITEMENT

DE LA GOUTTE

Il n'est peut-être pas de maladie sur laquelle on ait autant écrit ni autant expérimenté que la goutte, et, par contre, il n'en est peut-être aucune dont la nature et le traitement soient encore enveloppés de plus de mystères, d'incertitude et même d'erreurs. Tous les jours on essaie de nouvelles médications. On a raison sans doute, car on ne saurait trop multiplier les recherches, plus d'une fois le hasard et l'empirisme ayant, à défaut de la science, mis sur la voie de découvertes inespérées. Malheureusement, au lieu de procéder avec réserve et de conclure avec maturité, on se hâte de généraliser quelques observations incomplètes, puis on s'écrie : Tel remède guérit la goutte.

Tel remède guérit la goutte ! Mais d'abord est-i vrai que la goutte puisse être guérie par un seul e unique remède ? Il faudrait admettre pour cela que c'est une affection toujours semblable à elle-même quant à son principe, son caractère, son essence. Si le vaccin est en réalité le traitement préventif de la variole, le mercure le traitement curatif de la syphilis, c'est que la syphilis et la variole sont bien positivement des affections spécifiques, et que par suite elles réclament une même spécificité de moyens. Mais en est-il ainsi pour la goutte ?

Sans nul doute la goutte est une maladie à part, reconnaissable à certains signes qui ne permettent pas de la confondre avec d'autres affections. Ainsi ses retours périodiques, ses manifestations par accès, le genre particulier de douleurs qui la caractérisent, ses préférences pour certaines articulations, ses prodromes, sa marche, le cortége de symptômes généraux dont elle s'accompagne, tout annonce qu'il se fait, au sein des tissus, un travail intime et profond qu'on serait presque tenté de rapporter à la présence d'un virus. Mais en arrive-t-on au traitement, cette pierre de touche qu'il ne faut jamais négliger, on voit que là où l'on croyait trouver l'unité, on ne rencontre plus qu'un état essentiellement complexe. Tel moyen qui aura réussi chez un goutteux échouera chez un autre, si même il n'aggrave sa position, de telle sorte que le même médicament pourra être

utile ou nuisible suivant le malade auquel il sera
administré. Or, il n'en saurait être ainsi si la goutte
était réellement une affection simple, reconnaissant
pour cause un élément unique. Les susceptibilités
individuelles pourraient modifier la tolérance du
remède, mais non ses effets actuels, et encore moins
son efficacité ultérieure.

Pour moi, le mot goutte est, comme le mot dartre,
un terme générique qui désigne un groupe d'affections ayant certains caractères communs, sans avoir
pour cela une identité parfaite. Et, de même qu'il
n'y a pas de spécifique contre les dartres, de même
aussi je crains bien qu'il n'y en ait pas non plus
contre la goutte.

Ainsi s'explique l'insuccès de toutes ces préten-
dues recettes antigoutteuses, que le charlatanisme
exploite avec une assurance qu'égale seule la cré-
dulité des malades, recettes qui doivent nécessairement échouer, puisqu'elles s'adressent sans distinction à tous les goutteux. Ainsi s'explique également
l'obscurité qui règne encore aujourd'hui sur la valeur
réelle des eaux minérales dans le traitement de la
goutte, les mêmes eaux étant prescrites indifférem-
ment pour toutes les variétés de cette affection, et,
par suite, tel goutteux vantant les excellents effets
d'une source dont tel autre goutteux accusera la
déplorable influence.

Les recherches toutes spéciales auxquelles, depuis

plus de quinze ans, je me suis livré sur l'étude
eaux, vont, j'espère, me permettre de soulever d
ce travail une partie du voile qui couvre ces imp
tantes et délicates questions de thérapeutique.
qu'on ne croie pas que je me fasse illusion sur l
difficultés du sujet. Je pourrais presque dire que p
sonne ne les connaît mieux que moi, ayant pu jug
par moi-même, dans mes visites aux divers établi
sements thermaux, des graves dissidences qui exi
tent à cet égard parmi les médecins et parmi le
goutteux. Je vais essayer, dans ce dédale d'opinion
et de systèmes, d'établir sur des faits et sur de
faits seulement, quelques déductions pratiques e
quelques préceptes généraux. N'étant spécialemen
chargé de l'inspection d'aucune source, je m'aiderai
de l'expérience de ceux de mes confrères qui ont
des positions officielles, sans craindre de me laisser
dominer par certaines influences locales auxquelles
il n'est pas toujours aisé de se soustraire. Je ferai
également appel à ma propre observation, car, s'il
importe de bien connaître comment les eaux,
prises sur les lieux mêmes, agissent immédiatement
sur la goutte, il est peut-être plus essentiel encore
de savoir quelle est leur action ultérieure, non-seulement sur la goutte elle-même, mais sur la santé
générale des goutteux; or, c'est seulement dans la
pratique civile, alors que les malades ont repris
leurs habitudes et leur genre de vie ordinaire, qu'on

és
ns
r-
‹t
es
r-
r

peut obtenir ce complément de renseignements.
Mon travail comprendra deux parties. Dans la
première, je parlerai des phénomènes caractéristiques de la goutte, étudiés au point de vue de la médication thermale; dans la seconde, du choix et de
l'indication des sources (1) les mieux appropriées au
traitement des principales variétés de cette affection.

§ I.

DES PHÉNOMÈNES CARACTÉRISTIQUES DE LA GOUTTE, ÉTU-
DIÉS AU POINT DE VUE DE LA MÉDICATION THERMALE.

Trois phénomènes principaux caractérisent la
manifestation goutteuse connue sous le nom d'attaque ou d'accès ; les uns sont relatifs au siége et à la
nature de la douleur, les autres à la suppression de
la transpiration cutanée, les autres aux troubles de
la sécrétion urinaire. Un mot sur chacun de ces phénomènes.

Tout le monde sait que la douleur de la goutte a
une prédilection toute particulière pour les articulations, se portant de l'une à l'autre avec une rapidité
extrême, disparaissant quelquefois tout à fait pour

(1) Ces sources se trouvant décrites en détail dans mon GUIDE
AUX EAUX MINÉRALES, je ne puis que renvoyer à cet ouvrage pour
tout ce qui touche à leur histoire et à leur mode d'emploi.

reparaître de nouveau, et, une fois fixée dans un point, présentant au lieu d'un rhythme uniforme de fréquentes exacerbations. D'habitude elle s'accompagne en même temps de symptômes inflammatoires. Toutefois, la douleur n'est pas toujours en rapport avec la phlegmasie locale; ainsi, elle peut être vive quand celle-ci sera légère, légère quand celle-ci sera vive, comme si l'élément nerveux jouait ici un plus grand rôle que l'élément sanguin. Enfin, dans quelques cas, au lieu de s'attaquer aux articulations, elle envahit les muscles, les tendons, les nerfs, ou même, ce qui est beaucoup plus grave, elle se porte sur quelque organe intérieur.

La douleur est le symptôme qui a nécessairement le plus frappé les personnes du monde : aussi, pour elles, le mot goutte est-il à peu près synonyme du mot douleur, et, par suite, tout ce qui soulage celle-ci est-il facilement réputé un remède contre celle-là. C'est souvent une erreur. Plus la douleur a été vive au moment des accès, plus en général l'attaque est de courte durée et plus sa disparition est complète. Aussi, Sydenham appelait-il en pareil cas la douleur un remède des plus amers (*dolor amarissimum pharmacum*). C'est ce qu'il importe de ne pas perdre de vue quand on doit prescrire une eau minérale à un goutteux, certaines sources ayant la propriété de calmer les douleurs de la goutte, tandis que d'autres les exaspèrent : or, nous verrons qu'il est des cas où ces dernières devront être préférées.

La suppression de la transpiration cutanée est, avons-nous dit, un des symptômes caractéristiques de l'attaque de goutte. C'est au point qu'un grand nombre de goutteux sont avertis de l'imminence de ces attaques par un sentiment tout particulier de sécheresse et d'aridité vers la peau, laquelle semble ne plus fonctionner. Or, quand on réfléchit à la quantité de matières salines ou âcres qui, dans l'état de santé, s'échappent par la transpiration, d'où résulte une sorte de dépuration continuelle, on comprend que la rétention de ces mêmes matières au sein de nos tissus doive modifier profondément la composition de nos humeurs, et par suite n'être pas étrangère à la manifestation de la goutte. N'est-ce pas pour les mêmes motifs que l'on compte beaucoup plus de goutteux dans le Nord que dans le Midi, et que les attaques sont plus fréquentes et plus intenses en été qu'en hiver, la peau fonctionnant très différemment suivant les diverses circonstances climatériques ?

Ceci explique pourquoi les sudorifiques occupent une si grande place parmi les médicaments proposés pour le traitement de la goutte. Le raisonnement et l'observation prouvent également que les eaux minérales doivent une partie de leur efficacité à ce qu'elles activent les fonctions de la peau et la fortifient en même temps contre les impressions de

l'atmosphère. C'est là, du reste, une question sur
laquelle les médecins sont généralement d'accord.

Il n'en est malheureusement pas de même pour
ce qui a trait aux modifications que la goutte déter-
mine dans la sécrétion urinaire. Les uns n'ont voulu
y voir qu'un fait de peu de valeur, sans signification
réellement pratique, d'autres, au contraire, y attri-
buent une portée extrême, à tel point qu'ils en ont fait
la base de toute une théorie et de tout un traitement.
La question est trop grave pour que nous n'entrions
pas, à son sujet, dans quelques développements.

Tous les auteurs qui ont écrit sur la goutte ont
noté, comme un signe à peu près constant, que, chez
les goutteux, les urines se troublent et laissent déposer un sédiment briqueté très abondant, qui n'est
autre chose que de l'acide urique ; de là cette con-
commitance si fréquente de la goutte et de la gravelle rouge. Partant de ces données, M. Petit, dont
la science déplore la perte récente et si rapidement
prématurée, en avait conclu que l'accumulation de
l'acide urique dans l'économie constitue l'élément
essentiel de la goutte et en est la cause déterminante,
d'autant plus qu'on retrouve cet acide à l'état d'urate
dans les tophus qui se forment autour des articulations des goutteux. Il semble alors, d'après le même
auteur, que, par suite d'une sorte de fermentation,
ce principe azoté s'accroît dans une proportion très
considérable, et que, rapidement emporté par les

courants sanguins dans les diverses articulations, il
y développe des fermentations nouvelles qui se tra-
duisent par une attaque de goutte. Prévenir la for-
mation de cet acide, ou, une fois formé, l'atténuer
et le neutraliser, telle serait, par conséquent, la base
du traitement. Aussi est-ce dans ce but que M. Petit
conseillait l'eau de Vichy aux goutteux, cette eau
contenant assez de bicarbonate de soude pour enle-
ver aux urines leur trop grande acidité et même
pour les rendre alcalines.

Ces assertions de M. Petit furent accueillies, au
début, avec d'autant plus de faveur qu'elles s'ap-
puyaient tout à la fois sur des guérisons incontestables et sur des données chimiques alors fort en
honneur dans la science ; seulement, il eût fallu bien
spécifier les cas où les eaux alcalines pouvaient ainsi
être administrées avec succès : c'est ce qui ne fut
pas fait. Il y a plus, M. Petit posa en principe
« qu'il ne résulte ni de l'observation, ni de l'analyse
» chimique des concrétions et des diverses sécré-
» tions des goutteux, qu'il y ait des gouttes de natures
» différentes, et que les distinctions établies par les
» auteurs de *goutte aiguë, goutte chronique, goutte*
» *régulière, goutte fixe, goutte abarticulaire vague,*
» *mobile, interne, nerveuse, viscérale*, etc., n'ont
» aucune importance sous ce rapport (1). »

(1) *Du mode d'action des eaux minérales de Vichy*, par
Ch. Petit, inspecteur de ces eaux, page 348.

J'avoue que, quelque rationnelle que puisse paraître la théorie de M. Petit, je m'en sépare complétement pour ce qui a trait à cette généralisation du traitement alcalin, appliqué à toute espèce de goutte. J'ai même la conviction intime que c'est précisément parce qu'on a voulu englober dans cette même médication thermale les diverses variétés de l'affection goutteuse, que la question de savoir si les eaux de Vichy sont réellement avantageuses pour la goutte, est aujourd'hui encore une question très controversée, qu'il n'est même pas rare d'entendre résoudre négativement. C'est, du reste, ce qui ressortira mieux encore des développements dans lesquels il me faudra bientôt entrer en parlant de l'appropriation des eaux minérales au traitement de la goutte.

Nous venons d'esquisser rapidement les principaux phénomènes de la manifestation goutteuse, savoir : la douleur, la suppression de la transpiration cutanée et les altérations de la sécrétion urinaire. Si je n'ai pas parlé des troubles de la digestion qui accompagnent presque toujours l'attaque de goutte, c'est que ces troubles n'ont aucune connexion avec le principe même de la maladie, la plupart des goutteux étant grands mangeurs (1) et ayant l'estomac parfait.

(1) Bien que les goutteux doivent surveiller leur régime alimentaire, ils ne sont pas tenus de suivre à la lettre le remède par trop végétal donné jadis par un médecin célèbre, et divisé en

Comment la digestion resterait-elle intacte alors que l'économie tout entière se trouve momentanément sous le coup d'un travail morbide dans lequel tous ses rouages sont violemment en jeu ?

C'est qu'en effet la goutte, avant de faire explosion, frappe d'inertie et de stupeur tous les principaux viscères, surtout ceux de l'abdomen. Il y a un court moment d'attente, moment plein d'anxiété ; puis, tout à coup, comme si la nature faisait un suprême et bienfaisant effort, une jetée goutteuse se fixe sur un point quelconque, le plus souvent sur une articulation. A mesure que le mal se localise, le calme semble renaître dans l'organisme ; mais bientôt de nouvelles crises se succèdent, plus douloureuses souvent que les premières, jusqu'à ce qu'enfin, après des alternatives de détente et de paroxysmes, une abondante transpiration, offrant parfois des caractères tout spéciaux, vienne terminer la scène. Remarquons que c'est seulement quand une de ces éliminations critiques a eu lieu, soit par la peau, soit par une autre voie, qu'on peut regarder l'attaque comme entièrement finie.

Les détails dans lesquels nous venons d'entrer, s'ils n'apprennent pas quelle est la nature intime de

---

quatre articles : 1° *Pisa et olera;* 2° *Olera et pisa;* 3° *Olera cum pisis;* 4° *Pisa cum oleribus.* « Des pois et des légumes, des légumes et des pois, des légumes avec des pois, et des pois avec des légumes. »

la goutte, prouvent du moins que, chez les goutteux, les humeurs subissent des modifications profondes d'où résultent des troubles organiques et fonctionnels qui, à la longue, finissent par entraîner les lésions les plus graves. Je ne puis, à cet égard, mieux comparer le sang des goutteux qu'à ces eaux incrustantes qui abandonnent peu à peu dans leurs canaux une partie des sels qui les minéralisent, jusqu'à ce qu'enfin, si l'on n'y porte pas remède, ces canaux s'engorgent et même s'oblitèrent.

Mais quittons ces appréciations générales pour attaquer le cœur même de la question. Non pas que les distinctions que nous venons d'établir soient de simples divisions scolastiques; nous allons voir au contraire qu'elles étaient indispensables pour bien fixer nos idées sur la valeur et sur l'emploi de la médication thermale de la goutte.

§ II.

CHOIX ET INDICATION DES SOURCES LES MIEUX APPROPRIÉES AU TRAITEMENT DES PRINCIPALES VARIÉTÉS DE LA GOUTTE.

Commençons d'abord par bien établir que l'emploi de toute eau minérale est formellement contre-indiqué du moment que la goutte se trouve dans une de ses périodes aiguës. On ne peut y recourir que dans l'intervalle des attaques; alors seulement les eaux minérales peuvent être prescrites, sinon toujours avec succès, du moins sans danger. Je dis sans danger. En effet, c'est surtout au traitement de la goutte par les eaux que le célèbre précepte *primò non nocere* (1) est applicable, et malheureusement l'observation prouve que, pour un goutteux que les eaux minérales ont soulagé, il en est dix dont elles ont aggravé la maladie. Je sais qu'il faut en accuser avant tout le défaut d'études et de connaissances spéciales de la part des médecins, mais il faut également s'en prendre à la légèreté avec laquelle les goutteux se décident pour le choix de telle ou telle source, consultant leurs convenances, des causeries de salon, l'attrait d'un voyage beaucoup plus que l'ordonnance réfléchie d'un homme compétent.

Partant de ce principe que la goutte est une affection multiple, non-seulement par la forme, mais par la nature de ses manifestations, et que, d'un autre côté, les eaux minérales exercent une action toute différente suivant le caractère prédominant de cette affection, nous allons essayer de faire un choix parmi les eaux et d'indiquer, en regard de chaque variété de goutte, le groupe de sources le mieux appropriées à son traitement.

Afin de mettre un peu d'ordre et de méthode dans les règles qui nous restent à poser pour la solution

(1) *D'abord ne pas nuire.*

2

de ces importants problèmes, j'admettrai quatre es-
pèces de gouttes que je vais successivement décrire,
savoir : la goutte articulaire, la goutte viscérale, la
goutte rhumatismale et la cachexie goutteuse.

1° Goutte articulaire.

La goutte articulaire est, ainsi que l'indique son
nom, celle qui se porte au dehors et s'attaque aux
articulations. Elle peut affecter deux formes complétement opposées, la forme tonique et la forme
atonique. Parlons d'abord de la forme tonique.

GOUTTE ARTICULAIRE TONIQUE. — C'est l'espèce la
plus fréquente et la plus étudiée. Voici, d'après M. le
professeur Trousseau, les caractères auxquels on
peut la reconnaître :

Elle suit une marche régulière. Ses accès sont
vifs, extrêmement douloureux, mais ils laissent entre
eux des intervalles de calme parfait et ne se reproduisent qu'à des époques éloignées. A ne considérer
que les phénomènes saillants, le malade souffre d'une
des articulations du pied ; le plus souvent le mal ne
dépasse pas le gros orteil ; les paroxysmes bien ac-
cusés sont plus sensibles la nuit ; ils diminuent et
cessent même vers le matin pour revenir avec une
égale intensité la nuit suivante. On constate souvent
de la fièvre et toujours de la rougeur et de l'œdème
aux environs des points affectés. Rien n'indique, du

reste, dans cette forme de goutte, une disposition inquiétante à de brusques déplacements ou à de lentes émigrations. C'est là maladie à son état normal, horriblement douloureuse même au toucher, mais n'entraînant guère d'autres désordres généraux que ceux qui suivent d'ordinaire les souffrances aiguës. Un caractère précieux et positif s'ajoute à ceux-là : les urines, dont l'observation a tant d'importance chez les goutteux, sont colorées et laissent déposer un sédiment rougeâtre assez abondant, que nous avons dit être de l'acide urique.

Tels sont les principaux phénomènes auxquels il est aisé de reconnaître la goutte articulaire tonique. Se trouvent-ils réunis chez un malade, vous pouvez prescrire les eaux de Vichy en toute sécurité. Ces eaux, pour lesquelles les goutteux ont une tolérance extrême, ne tardent pas à déterminer une amélioration sensible et rapide dans la santé générale. En même temps les articulations deviennent moins douloureuses, les ligaments reprennent de l'élasticité et de la souplesse, les muscles de la contractilité. Quelquefois, il est vrai, dans les premiers jours de l'emploi des eaux, les goutteux sont pris d'attaque, mais cette recrudescence de la goutte articulaire est de courte durée, et d'habitude elle ne compromet pas les bons effets du traitement.

Voilà des résultats qui, à mes yeux, sont incontestables. Ainsi, je connais plusieurs goutteux qui, placés dans les conditions dont je viens de parler, ont trouvé à Vichy un grand soulagement, quelques-uns même la guérison. C'est d'ailleurs ce qui ressort des faits nombreux que M. Petit a communiqués à l'Académie de médecine et qui méritent d'autant plus de confiance que, sur la demande même de M. Petit, ils ont subi tout à la fois le contrôle d'une commission et les épreuves d'un débat public.

Mais hâtons-nous d'ajouter que le traitement de la goutte par les eaux de Vichy exige les plus grands ménagements, et qu'il existe, dans l'emploi de ces eaux, une mesure de temps et de dose qu'il serait dangereux de franchir. Ainsi, par exemple, vous verrez des goutteux qui s'étaient trouvés à merveille d'une première saison passée à Vichy, à merveille également d'une seconde, revenir aux mêmes eaux plusieurs années encore, et, au lieu d'y compléter leur cure, perdre tout le bénéfice précédemment obtenu. Que s'opère-t-il dans de pareils cas? La goutte se transforme. De tonique qu'elle était d'abord, elle devient atonique; or, nous allons voir que c'est, de toutes les formes, la plus grave et la plus perfide.

Ainsi s'explique la différence des résultats observés à Vichy sur les goutteux. Vous pourrez, par une médication discrète et bien dirigée, modifier la constitution au point d'effacer les ravages de la maladie, et, sinon prévenir, du moins éloigner le retour des accès, que vous rendrez en même temps plus bénins. Mais sachez vous arrêter à temps. Vouloir annihiler complétement l'élément goutteux par la continuité ou la répétition trop fréquente du traitement alcalin, c'est ôter à l'économie une somme de forces dont, à un moment donné, elle aurait eu besoin pour faire face à une attaque. Aussi combien de goutteux sont retournés à Vichy *par reconnaissance*, ainsi qu'ils le disaient, et qui en ont rapporté un sentiment tout autre !

Tout tient donc à la mesure du traitement. Le grand art du médecin consiste, en pareil cas, à bien reconnaître le point exact de saturation alcaline (1), qu'il convient de ne pas dépasser. A défaut de règle véritable, il faut se laisser guider par l'état général du malade, sa force de réaction, son âge, et spécialement ses antécédents de famille, la goutte acquise offrant une moindre résistance à l'action des eaux que la goutte héréditaire. Voici, du reste, comment je procède dans ma pratique personnelle.

Il est rare que je conseille Vichy plus de deux ou trois années de suite à un goutteux, lors même qu'il se trouve bien de ces eaux. Je préfère varier la médication en l'envoyant, par exemple, se retremper aux sources de Kissingen. Ces sources, par le

(1) L'examen des urines par le papier de tournesol est une sage précaution que M. Barthez, un des médecins les plus distingués de Vichy, a soin de ne jamais négliger.

fer, la magnésie et les chlorures qu'elles renferment,
préviennent un trop grand appauvrissement du
sang ; et, de plus, en vertu de leurs propriétés laxa-
tives, elles déterminent un travail dépuratif que ne
procure pas Vichy, dont les eaux sont plutôt consti-
pantes. Bien loin de compromettre ainsi le succès du
traitement alcalin, Kissingen le complète et le con-
solide ; d'ailleurs, il ne faut pas négliger de recourir
à Vichy dès l'instant où la goutte articulaire revêt de
nouveau les caractères franchement toniques.

M. Petit recommande aux goutteux qui quittent
Vichy, de continuer chez eux l'usage des préparations alcalines, en bains et en boisson. C'est là cer-
tainement une précaution des plus sages, la diathèse
urique ayant une déplorable tendance à récidiver.
Quant à la nature de ces préparations, je préfère
infiniment les eaux et les sels naturels de Vichy aux
solutions artificielles de bicarbonate de soude.

Ce qu'il faut éviter avant tout dans le traitement
de la goutte par les eaux de Vichy, c'est donc l'abus
de la médication. Mais on a fait un reproche bien
autrement grave à l'emploi, même bien dirigé, de
ces eaux. On a dit : « sans doute la goutte s'améliore
à Vichy, seulement le goutteux est exposé par suite à
mourir d'apoplexie. » Et ce n'est pas là une de ces
assertions banales, comme des détracteurs systéma-
tiques en opposent quelquefois à des enthousiastes
également exagérés. Non. C'est l'ancien inspecteur

de Vichy, M. Prunelle, qui a lui-même jeté le cri d'alarme, non par des faits nettement articulés, mais par des propos vagues, des demi-confidences que les goutteux commentaient ensuite à leur manière. En vain, l'Académie de médecine, justement émue, l'invita, à deux reprises différentes, à s'expliquer sur une question qui intéresse à un si haut degré la santé publique : M. Prunelle laissa ce double appel sans réponse. Ce fut chose regrettable ; il est des cas où parler est un devoir, et, en médecine surtout, on n'insinue pas, on prouve. Or, si à défaut du témoignage direct de M. Prunelle, nous consultons celui de ses élèves ou du moins des médecins qui ont écrit sous l'impression de ses idées, nous ne trouvons rien qui justifie une accusation semblable contre Vichy. M. le docteur Finot cite, il est vrai, dans un travail d'ailleurs fort remarquable (1), plusieurs cas d'apoplexie cérébrale ou pulmonaire survenus chez des goutteux qui venaient de prendre ces eaux, mais, tout authentiques que soient ces cas, les déductions que l'auteur en tire me paraissent loin d'être concluantes.

Ce que nous venons de dire de l'emploi des eaux de Vichy, dans le traitement de la goutte, est également applicable aux eaux d'Ems, qui ne sont que des eaux de Vichy mitigées ; mêmes précautions et mêmes

(1) *Observations sur l'action des eaux de Vichy.*

règles. Seulement, comme leur action sur le système nerveux est beaucoup plus douce, vous les réserverez pour les constitutions délicates et irritables chez lesquelles la douleur revêt souvent le caractère de la névralgie, et qui n'offrent qu'à un faible degré les attributs de la diathèse urique. En général les femmes s'en trouvent mieux que les hommes. Ne pas oublier que l'absence de fer rend les eaux d'Ems plus promptement débilitantes que celles de Vichy.

Du reste, on peut établir en thèse générale que toutes les sources franchement alcalines, telles que Vals, Gleichenberg, Salzbrunn, Bilin et tant d'autres, sont indiquées contre la goutte articulaire tonique. Si je mentionne plus spécialement Vichy, c'est que ses eaux ont fait leur preuve et qu'elles ont été l'objet d'études cliniques mieux suivies, la chimie étant, en pareil cas, un guide beaucoup moins sûr que l'observation directe.

Goutte articulaire atonique. — Cette variété de goutte, qu'on désigne quelquefois sous le nom de *goutte molle*, n'est souvent, ainsi que nous venons de le voir, que la transformation ou mieux la dégénérescence de la goutte primitivement tonique. On la reconnaîtra aux caractères suivants :

Les accès ont perdu leur vivacité, et l'affection, longtemps indécise avant de s'arrêter sur une articulation, en touche en passant plusieurs. Au lieu de cette constriction âcre et profonde qu'accompagnaient des symptômes inflammatoires, les malades ressentent simplement une pesanteur incommode; le pied est engourdi, lourd à porter et ne peut soutenir le corps; les douleurs sont lancinantes, mais sans continuité; l'œdème envahit presque tout le membre. Les choses durent ainsi des semaines, des mois même, sans paroxysmes; puis le mieux est lent à venir ou se manifeste brusquement. Abandonnés aux seuls efforts de la nature, ces goutteux deviennent d'habitude hydropiques. Leur constitution détériorée par l'abus des alcalins, rappelle assez exactement l'état anatomique tout particulier où se trouvent les habitants des pays marécageux à la suite de fièvres prolongées.

Cette description de la goutte atonique, que j'emprunte à M. Trousseau, est le tableau un peu sombre sans doute, mais parfois aussi beaucoup trop fidèle d'un grand nombre de goutteux qui ont abusé de Vichy. Qu'on ne soit pas surpris d'un semblable résultat. C'est ce que nous observons tous les jours dans nos expériences (1) de laboratoire; quand, à l'exemple de Magendie, nous injectons dans les veines d'un animal une solution de bicarbonate de soude. Le sang rendu trop peu coagulable, devient inapte à circuler; une partie de ses éléments s'ex-

_____

(1) Consulter, pour les détails de ces expériences, les Leçons professées au Collège de France par Magendie, que j'ai rédigées et publiées.

trayase dans le tissu cellulaire, dans les cavités
séreuses et jusque dans la profondeur des paren-
chymes, absolument comme chez les goutteux dont
nous traçons l'histoire.

Ces goutteux, chez lesquels la médication alcaline
a transformé la goutte tonique en goutte atonique,
échangent ainsi un état douloureux sans doute, mais
exempt de dangers immédiats, contre un état moins
pénible en apparence, mais qui les place sous le
coup des accidents les plus meurtriers. En effet, la
goutte articulaire, tant qu'elle reste tonique, n'est
point sujette à se déplacer, et par suite, ses atteintes,
quelque cruelles qu'elles soient, ne compromettent
pas la vie des malades. Prend-elle, au contraire, la
forme atonique, elle devient vague, insidieuse, a une
singulière tendance à se porter vers les organes
intérieurs, et, dans une de ses brusques métastases,
elle peut, en un instant, foudroyer les goutteux.
C'est en parlant de ceux-ci que Guy-Patin disait
avec tant de justesse : « Quand ils ont la goutte ils
» sont à plaindre, quand ils ne l'ont pas ils sont à
» craindre. »

La goutte, à certains égards, n'est pas sans
quelque analogie avec les fièvres éruptives. Si, par
exemple, dans une scarlatine ou dans une rougeole,
vous empêchez l'éruption de suivre régulièrement
ses périodes, vous substituez à une maladie, d'habitude assez légère, un état des plus graves ; de

même pour la goutte. Si, au lieu de tempérer simplement ses attaques, vous les arrêtez imprudem-
ment dans leur développement, vous avez retenu au
sein de l'économie un élément morbide qui, ne
pouvant plus être éliminé en dehors, tournera ses
ravages contre des organes que, sans cela, il eût
respectés.

Ce n'est pas seulement l'abus des eaux alcalines
qui pourra transformer ainsi la goutte. Certains
médicaments jouissent également de ce fâcheux pri-
vilége. Le colchique, par exemple, qui forme la
base des recettes antigoutteuses les plus vantées
(*eau médicinale de Husson, spécifique de Reynold,
teinture de Want, pilules de Lartigue, sirop de
Boubée,* etc.), le colchique procure, quelquefois un
soulagement réel ; mais, pour peu que les malades
en abusent, il énerve le système nerveux et empêche
l'attaque de goutte d'aboutir. Or, nous venons de
voir quelles en sont les dangereuses conséquences.

Signaler les causes qui favorisent le développement de la goutte atonique, c'est indiquer en
même temps le traitement qui convient le mieux
contre cette affection. Ainsi, il est de toute évidence
qu'il faudra recourir à des moyens stimulants, afin
de restituer à l'individu , suivant l'expression de
Sydenham , une *puissance réactive* qu'il n'avait
plus en lui-même pour l'évolution régulière de la
goutte. Sous ce rapport, Tœplitz doit être placé hors

ligne. Les sources muriatiques froides de Nieder-
bronn, Kissingen, Hombourg, Kreutznach, Soden
et Nauheim, devront également occuper le premier
rang. On leur préférera d'autres fois les sources muriatiques thermales, qui, en raison même de cette
thermalité, ont une action plus puissante, telles sont
surtout Bourbonne, Bourbon-l'Archambault, Ba-
laruc, La Mothe et Wiesbaden. Enfin, certains goutteux se trouveront mieux de l'emploi des eaux
sulfureuses de Saint-Honoré, de Castéra-Verduzan
ou des deux Aix : disons cependant que les eaux de
cette dernière classe ne doivent être prescrites
qu'avec une extrême circonspection, la plupart
d'entre elles ayant pour résultat à peu près constant
d'exaspérer la goutte sans profit bien notable pour
les goutteux.

Quelle que soit la source sur laquelle vous arrê-
tiez votre choix, vous devrez aider son action par
une alimentation fortifiante et par le concours d'un
vieux vin de bonne qualité. L'hygiène ici doit occuper autant de place que la thérapeutique.

Que les goutteux ne soient pas découragés si,
sous l'influence de ces moyens, ils sont pris d'une
de ces violentes attaques de goutte articulaire dont
ils avaient tout fait pour s'affranchir; ils devront,
au contraire, s'en féliciter, car c'est la transition à
peu près inévitable pour que la goutte récupère et
conserve son caractère tonique.

Bien entendu qu'il faudra modérer ou même suspendre cette médication perturbatrice, dès l'instant où la maladie se sera modifiée, mais ce moment se fait quelquefois beaucoup attendre, surtout si la goutte n'est devenue atonique que par un long abus des hyposthénisants. C'est ainsi, qu'on me pardonne ce rapprochement physiologique, que, quand un animal a été longtemps soumis à un régime par trop débilitant, on a beau lui donner ensuite les aliments les plus substantiels, il continue de rester faible et même de dépérir, bien que ses digestions se fassent parfaitement, comme si, dans ce cas, la vitalité elle-même avait déjà subi de profondes atteintes.

Il est une variété de goutte atonique dont je n'ai point encore parlé ; c'est celle qui débute d'emblée avec ces caractères et qui les conserve sans avoir préalablement passé par aucune des périodes de la goutte tonique. La bénignité de ses accès en fait une affection très peu grave, rarement sujette à répercuter, à la condition, toutefois, qu'elle ne sera pas tourmentée (1) par des traitements inopportuns. Si l'on juge convenable de recourir aux eaux minérales, on donnera la préférence à des eaux tout à la fois toniques et sédatives telles que Plombières, Luxeuil, Néris, Baden-Baden ou Bagnères-de-Bi-

(1) La Fontaine n'a donc pas toujours raison quand il dit :

...... Goutte bien tracassée
Est, dit-on, à demi pansée.

gorre. Vichy devra être évité à tous égards, mais surtout si, comme cela arrive fréquemment, la goutte se complique de gravelle blanche, c'est-à-dire de gravelle formée de phosphate de chaux ou de phosphate ammoniaco-magnésien, les eaux de Vichy ne pouvant, en pareil cas, que rendre plus alcalines encore des urines qui déposent précisément déjà par excès d'alcalinité.

Enfin, je n'ai rien dit non plus de la goutte atonique qui, chez les vieillards, succède à la goutte tonique par la diminution graduelle des forces de l'économie. Cette transformation est beaucoup plus un bénéfice qu'un inconvénient de l'âge, car la goutte n'offre plus alors aucun des dangers que nous avons précédemment signalés, et souvent elle est le prélude d'une disparition complète de la maladie. Il faut, dans ce cas, savoir temporiser. Les seules eaux dont je conseille l'usage, moins à titre de traitement spécifique qu'à titre de traitement général, sont les eaux gazeuses et ferrugineuses, spécialement Campagne, Spa, Schwalbach, Pyrmont, Franzensbad, Bruckenau et Orezza.

2° Goutte viscérale.

La goutte viscérale, c'est-à-dire celle qui s'attaque à quelque organe intérieur, est cette variété que Cullen a si bien décrite sous le nom de goutte *mal placée.* C'est une des affections les plus difficiles à diagnostiquer, surtout quand l'individu n'a offert encore aucun précédent goutteux : presque toujours on la confond avec une névralgie ou une névrose.

Ainsi, vous êtes consulté par des malades qui, sans cause appréciable, sont pris par intervalle de douleurs excessivement vives vers l'estomac, l'intestin ou la vessie, douleurs qui s'accompagnent parfois d'un ballonnement pouvant aller jusqu'à la tympanite. Chez d'autres, ce sont des palpitations effrayantes, avec un sentiment d'extrême anxiété vers le cœur, et une singulière intermittence dans le pouls. D'autres se plaignent d'étouffements et de dyspnée (1) : vous diriez de véritables asthmatiques. Enfin, certains malades accusent dans la tête des douleurs vagues, lancinantes, se portant d'un point à un autre et se fixant par moments à l'intérieur de l'oreille ou de l'orbite ; c'est ce qu'ils appellent leurs *fausses migraines;* il n'est pas rare que ces douleurs se reproduisent d'une manière périodique. De semblables états, s'ils font le désespoir des malades, font également celui des médecins par l'impuissance des remèdes ; émissions sanguines, préparations opiacées, antispasmodiques, tout échoue. Les choses peuvent ainsi se prolonger des années, avec

(1) C'est à la suite d'une hydropisie de poitrine produite par la goutte que périt le grand Frédéric, au rapport de Selle et de Zimmermann, ses médecins.

des alternatives de disparition et de retour, puis tout à coup, au fort d'une crise, une articulation vient à se prendre. La maladie est jugée ; c'était la goutte.

Je rappellerai à ce sujet l'observation que Morgagni fit sur lui-même. Atteint d'une ophthalmie intense et des plus opiniâtres, il n'en guérit que par une première attaque de goutte.

Lorsqu'une attaque a précédemment donné l'éveil, il n'est pas impossible de mettre d'emblée le doigt sur la nature du mal ; dans le cas contraire, il faut souvent plutôt deviner que reconnaître. C'est dans ces circonstances douteuses qu'il importe de s'enquérir avant tout des antécédents de famille, la goutte, on le sait, étant une affection essentiellement héréditaire.

Je suppose la maladie sinon reconnue, du moins soupçonnée : pour pouvoir la combattre efficacement, il faut la déplacer en appelant la goutte vers son siége naturel que nous savons être les articulations. Or, pour amener ce résultat, je ne connais aucune eau minérale supérieure aux sources de Loëche, de Schinznach, de Wildbad et de Gastein. Les deux premières par la poussée qu'elles provoquent vers la peau, déterminent dans les humeurs une sorte de mouvement centrifuge qui chasse au dehors l'élément goutteux ; les deux autres, si elles ne produisent pas de *raptus* critique matériellement appréciable, agissent sur la vitalité, et dégagent avec le même succès les viscères aux dépens des articulations. Il en résulte une attaque de goutte articulaire souvent très douloureuse. Vous verrez alors les malades accuser les eaux, se plaignant qu'elles ne sont pas bonnes pour la goutte; volontiers, mais par contre, elles sont bonnes pour les goutteux, ceux-ci se trouvant, au prix de quelques souffrances, débarrassés d'un état des plus pénibles qui avait ses inquiétudes et même ses dangers.

La plupart des sources minérales que nous avons dit convenir dans le traitement de la goutte atonique, peuvent également être utilisées pour le traitement de la goutte viscérale. Si, surtout, ce sont les entrailles qui sont entreprises, Kissingen opérera de véritables miracles.

Parmi les accidents qui caractérisent la goutte viscérale, nous n'avons nullement prétendu comprendre ceux qui se déclarent quelquefois spontanément chez les goutteux pendant une attaque de goutte articulaire, et qu'on désigne sous le nom de *goutte remontée*. Bien que ces accidents semblent se rattacher à la répercussion du principe goutteux sur quelque organe intérieur, on comprend que les eaux minérales n'aient rien à faire ici, d'autant plus qu'il n'y a pas une minute à perdre pour recourir aux moyens les plus énergiques. C'est par conséquent une question de thérapeutique dont je

3

n'ai point à m'occuper maintenant, comme étant tout à fait en dehors du cadre que je me suis tracé.

3° Goutte rhumatismale.

La goutte n'est pas toujours facile à distinguer du rhumatisme : ce sont pourtant deux affections d'une nature bien différente. En effet, la première s'attaque surtout aux tempéraments pléthoriques, est rare chez les femmes et chez les jeunes gens, se transmet par voie d'hérédité, éclate d'habitude inopinément, même la nuit, sans qu'il y ait eu refroidissement préalable, et est l'apanage presque exclusif de la classe oisive et opulente (1). La seconde, au contraire, s'adresse à tous les sujets, sans distinction de tempérament, de sexe et d'âge, ne paraît pas être héréditaire, est presque toujours déterminée par un arrêt brusque de la transpiration, et s'adresse plus particulièrement à la classe ouvrière et pauvre. Ajoutons que la goutte affecte de préférence les petites articulations, le rhumatisme les grandes, et que, si la coexistence de la gravelle est la règle chez les goutteux, elle est l'exception chez les rhumatisants. Cependant je le répète, malgré ces caractères

(1) Sydenham se consolait de la goutte en songeant que « c'est la maladie des gens d'esprit et des grands seigneurs. » Il y avait peut-être là plus de résignation forcée que de philosophie d'amour-propre.

différentiels, il est des cas où le doute est permis et la confusion possible ; c'est pour les cas de cette espèce qu'on a réservé la désignation de goutte rhumatismale.

La nature hybride de cette affection laisse un grand choix parmi les eaux qui pourront être avantageusement conseillées pour la combattre. Ce seront les mêmes que pour le rhumatisme. Or, il est impossible d'entrer dans des indications particulières, toutes les eaux minérales pouvant être utiles contre le rhumatisme à cause de la variété et de la multiplicité de ses formes, et chaque forme réclamant à son tour l'emploi de sources différentes. Disons seulement d'après quels principes on devra se diriger.

Il faut avant tout, chez ces goutteux, imprimer à la peau un surcroît d'activité et d'énergie, afin de la prémunir contre les injures atmosphériques et d'empêcher ainsi le mal de récidiver par les mêmes causes. Sous ce rapport, Vichy et Carlsbad, ainsi que beaucoup d'autres eaux thermales, telles que Plombières, Bourbon-Lancy, le Mont-Dore, Saint-Gervais, Wiesbaden et les sources d'Ischia pourront rendre d'importants services. L'eau minérale ne sera prise à l'intérieur qu'à titre de médication adjuvante, et encore évitera-t-on de la faire boire à dose laxative, dans la crainte que l'accroissement de la sécrétion intestinale n'amoindrisse la transpiration cutanée, et ne nuise de la sorte au mouvement fluxionnaire qui s'opère vers la peau. Si vous croyez devoir préférer des eaux sulfureuses, choisissez parmi celles dont le soufre a le moins de fixité : Aix-la-Chapelle, Schinznach, Aix en Savoie, sont, pour ce motif, mieux appropriées que nos sources des Pyrénées, mieux surtout que Baréges et Luchon.

Il est des malades chez lesquels la goutte rhumatismale s'accompagne d'une très vive excitabilité. Pour peu qu'ils emploient des eaux richement minéralisées, ils sont pris de malaise, d'agitation, d'insomnie ; les douleurs articulaires s'exaspèrent; des crampes et des élancements se font sentir sur le trajet des principaux cordons nerveux ; souvent même la fièvre s'allume au point qu'ils sont obligés de suspendre tout traitement. Cette forme de goutte (*goutte nerveuse* de certains auteurs) réclame l'emploi des sources dont l'expérience a constaté les vertus sédatives d'emblée, savoir : Ussat, Bains, Saint-Sauveur, Moligt, Bade (Suisse), Schlangenbad, Ems, Pfeffers et Lucques. J'ai quelquefois aussi conseillé avec succès, en pareil cas, les bains de petit-lait, spécialement ceux d'Ischl.

4° Cachexie goutteuse.

Nous avons dit qu'un des priviléges les plus fâcheux de la goutte est que chacune de ses attaques laisse après elle des traces de son passage. Ainsi, les

articulations se couvrent de dépôts crétacés ; ces
dépôts augmentent à chaque nouvelle attaque par
la superposition de nouvelles couches ; bientôt les
extrémités osseuses se déforment, leurs mouve-
ments deviennent roides, difficiles, puis impossibles ;
les doigts paraissent raccourcis et la jonction des
phalanges se courbe en saillies anguleuses. Et ce
ne sont pas seulement les articulations où a sévi la
goutte qui offrent de semblables concrétions ; vous
retrouvez les mêmes produits morbides dissé-
minés dans l'universalité des tissus. Gardez-vous
de confondre la gêne et l'empâtement qui en résultent avec la véritable pléthore. Chez ces goutteux les
membres s'œdématient et s'alourdissent, le ventre
devient proéminent, la respiration pénible, parce
que d'innombrables stratifications intérieures ont
ôté aux rouages de l'économie leur élasticité et leur
ressort. La goutte n'est donc plus seulement ici
à l'état de diathèse ; elle est passée à l'état beaucoup
plus grave de cachexie.

Quel plus navrant coup d'œil que celui de ces
pauvres perclus, réduits à se faire voiturer dans des
fauteuils à roulettes, ou se traînant péniblement, le
dos courbé, les jambes écartées, les pieds tuméfiés,
pouvant à peine appuyer sur un bâton leurs mains
endolories ! J'avoue n'avoir jamais compris comment, en face d'un semblable spectacle, on peut
sérieusement agiter la question de savoir si l'on doit

guérir la goutte. On devrait bien plutôt se demander d'abord si *l'on peut* la guérir. Enfin, en supposant, ce qui est loin d'être prouvé, que la goutte soit un préservatif contre les autres maladies, quelle maladie n'est pas préférable à celle-là, et, par suite, combien ne gagnerait-on pas au change !

C'est dans ces cas extrêmes, alors que la constitution est profondément détériorée et la médecine tout à fait impuissante, même à soulager, que les eaux minérales offrent une dernière et précieuse ressource. Aucune eau, sous ce rapport, n'est comparable à celle de Carlsbad.

Carlsbad par ses propriétés éminemment dépuratives modifie tout à la fois la nutrition, les sécrétions et la vitalité. Son action, pour peu qu'elle soit dirigée avec mesure et avec art, pénètre insensiblement l'organisme jusque dans la trame la plus intime des tissus, de manière à dissocier les engorgements fibrineux de la goutte et même à en résoudre les dépôts calcaires. C'est ainsi que vous verrez quelquefois le mouvement reparaître dans des articulations plus ou moins complétement ankylosées par des tophus.

L'examen des changements anatomiques qui s'opèrent, sous l'influence des eaux de Calrsbad, dans les fractures récemment consolidées, me paraît rendre assez bien compte des effets que ces eaux produisent dans la cachexie goutteuse. On sait que le

cal provisoire n'a pas, comme le cal définitif, une
texture osseuse, mais qu'il consiste en une espèce
de virole formée par la réunion d'éléments tout à fait
divers; or, les eaux de Carlsbad désagrégent ces
éléments et favorisent la résorption des sucs qui
leur servaient de ciment, de telle manière que le
point fracturé ne tarde pas à se ramollir. Eh bien!
tel paraît être également le mécanisme de l'action
de ces eaux sur certains engorgements morbides et
même sur certaines productions accidentelles de la
goutte. Elles font peu à peu disparaître les matériaux
épanchés et peuvent ainsi ramener les tissus à leur
organisation à peu près normale.

Comme les eaux de Carlsbad ne produisent de
semblables effets qu'en éprouvant très fortement la
constitution des goutteux, la plupart de ceux-ci vont,
en les quittant, suivre une cure complémentaire aux
eaux franchement stimulantes de Franzensbad ou de
Tœplitz.

Ce que nous venons d'établir touchant l'utilité de
Carlsbad, dans le traitement de la cachexie goutteuse,
est également applicable aux eaux de Marienbad. La
seule différence un peu notable qui existe entre ces
deux eaux, c'est que les premières, à cause de leur
température très élevée, sont beaucoup plus exci-
tantes que les secondes; par contre, celles-ci, qui
contiennent près du double de principes salins, pur-
gent davantage. Aussi est-ce à Marienbad qu'on devra

donner la préférence quand les malades sont facilement excitables, que le sang a de la tendance à se
porter au cerveau et que, par suite, il convient d'opé-
rer et d'entretenir une révulsion un peu active vers
l'intestin.

Il y a d'autres sources encore que l'on peut prescrire avec avantage dans cette période extrême de la
goutte, ce sont surtout : Contrexéville, Vittel,
Puzzichello, Soden, Hombourg et Kissingen. Mais
réservez-les pour les cas les moins graves, et ne
vous flattez pas surtout d'y observer les mêmes
miracles qu'à Carlsbad.

Si je ne nomme pas ici Vichy, c'est que l'utilité
des eaux alcalines pour la fonte et la disparition des
tophus ne me paraît nullement démontrée par l'observation. M. Petit lui-même ne leur accordait à cet
égard qu'une confiance très limitée. Je dirai de plus
que, si l'on prenait pour guide la théorie chimique,
il semblerait que Vichy devrait plutôt favoriser
l'accroissement des tophus, puisque ceux-ci sont
surtout formés d'urate de soude, et que c'est précisément ce même sel qui résulte de la combi-
naison de l'acide urique des goutteux avec la soude
des eaux alcalines : vous ajouteriez par conséquent
de nouveaux matériaux à ceux qui se trouvent déjà
en excès. Mais une raison plus péremptoire encore
pour faire récuser Vichy, c'est que les tophus ne
sont qu'un accident de la maladie, et que ce qu'il

faut avant tout chez ces goutteux, c'est de remonter par une médication puissante et longtemps continuée, les forces de l'organisme : or nous savons que les eaux de Vichy deviennent assez promptement hyposthénisantes.

Je ne donnerai pas plus de développements à ces études, car mon but n'a point été d'écrire un traité complet de la goutte, mais seulement de poser quelques indications pratiques relatives aux eaux minérales les mieux appropriées au traitement de cette affection. Si l'axiome *naturam morborum ostendit curatio* (1) est fondé, avouons que cette nature nous est ici complétement inconnue. Aussi ai-je dû annoncer simplement des résultats, et être en même temps très sobre d'explications, les hypothèses ne servant qu'à voiler l'ignorance et même à détourner les esprits de la recherche de la vérité, en faisant croire faussement qu'elle est déjà trouvée.

Deux faits principaux ressortent de mon travail, je pourrais presque dire le résument.

L'un est relatif aux eaux de Vichy. Nous avons vu que ces eaux pourront être un remède tout-puissant ou nuisible, suivant la forme de goutte contre laquelle elles seront administrées, suivant aussi que, dans leur emploi, on aura su s'arrêter à certaines

(1) *La guérison d'une maladie en dénote la nature.*

limites de temps et de doses, ou bien, au contraire, qu'on les aura franchies. Qu'on n'oublie pas que Vichy est une arme difficile à manier, même entre des mains habiles et expérimentées.

Le second fait s'applique aux transformations que les diverses eaux minérales font quelquefois subir à l'élément goutteux, et par suite à la nécessité où l'on est de modifier, en la variant, la médication thermale. Ainsi, de ce qu'un malade se sera bien trouvé d'une source, on n'en conclura pas, nécessairement, que cette source devra lui être utile encore, la goutte ayant pu changer de caractère. C'est au point qu'on serait presque tenté d'établir que, par cela seul qu'une eau minérale a réussi deux ou trois années de suite à un goutteux, il devra momentanément y renoncer, quitte à y revenir de nouveau quelque temps après.

Qu'il me suffise d'avoir tout spécialement appelé l'attention la plus sérieuse sur ces deux faits; là est, en grande partie, la clef du traitement de la goutte par les eaux minérales. Mon travail, je le sais, eût gagné beaucoup à ce que d'autres faits que j'ai effleurés à peine eussent été élucidés plus à fond; malheureusement les matériaux m'ont manqué ou bien ils ne reposaient point sur des bases assez solides pour que je pusse utilement m'en servir.

Une dernière réflexion, et elle m'est personnelle. Quelque réserve que j'aie apportée dans mes appré-

ciations et mes jugements, il m'arrivera probablement
ce qui arrive à toute personne qui veut rester impar-
tiale au milieu d'opinions contradictoires : ses éloges
paraissent insuffisants et ses critiques exagérées. J'ai
prévu tout cela et cependant j'ai passé outre. C'est
qn'en effet il s'agit ici d'une des questions les plus
controversées et les plus ardues de la thérapeutique,
d'une question qui n'a point encore été nettement
abordée dans son ensemble, ou plutôt qu'on n'a en-
visagée que de son beau côté, vantant les succès,
taisant les revers, d'une question enfin qui, bien
qu'elle intéresse la vie d'une nombreuse classe de
malades, est, chaque jour encore, l'occasion des plus
déplorables erreurs. Dès lors, n'était-ce pas pour
moi plus qu'une convenance, n'était-ce pas un devoir d'apporter à l'œuvre commune le tribut de mes
recherches et de mes convictions?

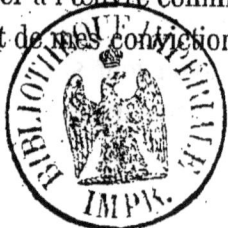

TABLE DES MATIÈRES.

Existe-t-il des spécifiques contre la goutte ? 6

§ I. Des phénomènes caractéristiques de la goutte, étudiés
      au point de la médication thermale 9

   Théorie de M. Petit sur la goutte 12

   État du sang chez les goutteux 16

§ II. Choix et indication des sources les mieux appropriées
      au traitement de la goutte 16

   1° Goutte articulaire 18

     Goutte articulaire tonique 18

     Goutte articulaire atonique 24

   2° Goutte viscérale 30

   3° Goutte rhumatismale. 34

   4° Cachexie goutteuse 36

Résumé. 41

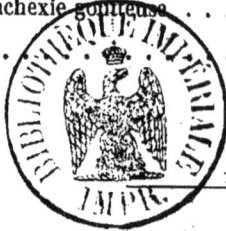